RAPPORT

ADRESSÉ

A LA COMMISSION ADMINISTRATIVE DES HOSPICES

DE

BORDEAUX

POUR L'ANNÉE 1847

Par le Dʳ L. Marchant

Chef de service des Salles 14 et 4 de l'Hôpital Saint-André.

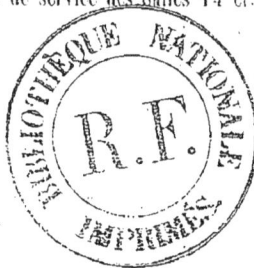

BORDEAUX,

IMPRIMERIE D'ÉMILE CRUGY,

Rue et hôtel Saint-Siméon, 16.

1848

RAPPORT

adressé

A LA COMMISSION ADMINISTRATIVE DES HOSPICES DE BORDEAUX.

Il y a environ un an, j'adressai à la Commission administrative des hospices, par l'entremise du docteur Desgranges, alors président annuel de la réunion médico-chirurgicale des chefs de service de l'hôpital Saint-André, un rapport fort succinct sur le mouvement qui avait eu lieu en 1846 dans les salles qui me sont confiées ; il était suivi de quelques observations générales sur les résultats de ma pratique. — Rien dans le service des salles 14 et 4 ne méritait, à cette époque, d'être signalé à l'attention de l'administration. Seulement, et dans l'intérêt de la situation actuelle que m'avaient faite les circonstances, je relevais, premièrement, qu'en 1846, sur un mouvement général de 7,708 malades admis dans les salles dites de médecine, il m'en a été dévolu 664, du 21 août jusqu'au 31 décembre, — sur lesquels il y avait à compter 42 décès. Ce chiffre établissait une perte proportionnelle de 6,32 pour 100. — La mortalité proportionnelle générale pour toute l'année ayant été de 6,71, il en résultait une très-légère fraction à mon avantage. Tout faible qu'il était, je devais le mettre en évidence ; plus tard, on en trouvera le motif. — Je relevais, en second lieu, que mon service se distinguait déjà par une médication extrêmement simple, avec tendance à l'emploi des remèdes spécifiques.

Pour l'année qui vient de s'écouler (1847), cette tendance a été plus marquée. J'ai complètement dégagé ma thérapeutique des remèdes composés. A un très-petit nombre d'exceptions, je n'ai employé comme médicaments que les teintures, dont la dose n'a jamais dépassé *trois gouttes*. Plus bas, on trouvera à cet égard quelques détails pratiques. Disons, pour le moment, que l'avantage que nous avions obtenu en 1846, nous l'avons conservé en 1847 ; on peut en juger par les tableaux que je mets sous les yeux de l'administration, et dont l'administration vérifiera l'exactitude quand elle le voudra, puisque les éléments qui leur servent de base ont été calqués sur ses propres états.

RELEVÉ STATISTIQUE

Du Service médico-chirurgical de l'Hôpital Saint-André de Bordeaux. (Année 1847.)

ENTRANTS.

Service de Médecine. **Service de Chirurgie.**

MOIS.	Mre GINTRAC		BURGUET		PUJOS		MARCHANT		ARTHAUD.		CHAUMET		PUYDEBAT		BERMOND.		Payants	Téigneux	Totaux
	s.6	s.15	s.3	s.12	s.7	s.16	s.4	s.14	s.8	s.13	s.2	s.19	s.1	s.11	s.10	s17			
Janvier	43	77	56	77	45	57	65	95	44	69	24	45	31	48	93	46	7	1	923
Février.	36	70	55	53	26	55	47	69	41	50	12	45	23	59	75	48	1	2	767
Mars....	36	87	86	70	36	78	47	79	50	90	30	45	30	66	87	57	5	1	980
Avril ...	26	76	73	77	35	70	41	97	42	97	33	41	35	59	76	59	5	2	944
Mai	35	78	62	97	44	87	58	94	44	81	27	48	30	73	98	78	4	5	1043
Juin	24	76	47	89	37	63	54	104	30	79	25	46	30	74	79	63	4	6	930
Juillet..	34	97	41	103	38	81	56	117	47	74	21	39	29	72	63	74	3	2	991
Août....	33	136	57	128	57	131	57	143	38	129	35	39	27	84	79	63	5	3	1244
Sept. ...	36	147	49	139	45	117	46	153	35	133	25	40	35	49	58	71	7	6	1191
Octobre	51	109	50	126	61	116	46	160	27	125	24	55	24	86	79	44	5	0	1188
Novemb	38	104	62	114	57	111	70	136	27	95	28	38	30	85	68	53	5	4	1125
Décemb	38	88	69	122	48	107	52	113	39	69	19	37	25	64	74	64	6	3	1037
	430	1145	707	1195	529	1073	639	1360	464	1091	303	518	349	819	929	720	57	35	12363

MORTS.

MOIS.	Mme GINTRAC		BURGUET		PUJOS		MARCHANT		ARTHAUD.		CHAUMET		PUYDEBAT		BERMOND.		Payants	Teigneux.	Totaux
	s.6	s.15	s.3	s.12	s.7	s.16	s.4	s.14	s.8	s.13	s.2	s.18	s.1	s.11	s.10	s.17			
Janvier	5	9	5	6	4	5	9	7	6	7	3	1	8	1	7	8	1	0	92
Février.	4	9	3	5	5	5	9	3	1	6	1	3	1	5	6	5	1	0	72
Mars....	6	4	7	11	6	6	5	5	5	8	2	3	3	5	3	1	0	0	80
Avril ...	4	10	11	4	1	2	1	7	1	11	2	0	2	4	0	1	1	0	62
Mai	4	5	3	5	3	1	8	5	1	2	4	5	4	3	4	3	1	0	61
Juin	1	5	6	5	2	5	5	4	3	2	1	4	3	3	4	1	0	0	54
Juillet..	5	7	6	5	4	3	5	6	6	7	0	0	4	2	1	1	0	0	69
Août....	1	4	5	7	3	1	3	7	4	5	3	3	2	2	5	8	1	1	62
Sept. ...	5	9	3	6	3	6	5	8	6	6	2	2	4	4	3	3	0	0	75
Octobre	3	3	4	11	6	11	4	9	2	6	2	2	5	1	2	5	1	0	70
Novemb	5	3	5	9	3	3	6	8	2	5	4	2	2	2	5	6	1	0	70
Décemb	4	6	11	12	10	9	9	11	5	5	4	2	6	2	5		0	0	103
	47	74	69	86	52	57	69	80	42	71	26	27	38	38	42	45	6	2	871

RÉSUMÉ.

Médecine.

	Entrants.	Morts.	Proport. de mortalité.
MM. GINTRAC.....	1,575	121	1 sur 13,01
BURGUET	1,902	155	1 sur 12,27
PUJOS	1,602	109	1 sur 14,69
MARCHANT ..	1,999	149	1 sur 13,41
ARTHAUD	1,555	113	1 sur 13,76

Chirurgie.

	Entrants.	Morts.	Proport. de mortalité.
MM. CHAUMET	821	53	1 sur 15,49
PUYDEBAT ...	1,168	76	1 sur 15,36
BERMOND....	1,649	87	1 sur 18,95

Moyenne des 4 services. — Entrants..... 1658 — Morts........ 13,50

TABLEAU

Des moyennes du séjour de chaque malade à l'Hôpital Saint-André (1847).

Indication des services.	Nombre des malades pendant un an.	Nombre moyen des lits occupés chaque jour.	Terme moyen du séjour pr. chaque malade.
Service général (moins les teigneux).........	12,271	600	17 jrs 20 hres.
Service médical........	8,633	375	15 — 20 —
Service chirurgical.....	3,638	225	22 — 13 —
Serv. de M. Gintrac ...	1,575	75	17 — 9 —
Serv. de M. Burguet ..	1,902	75	14 — 9 —
Serv. de M. Pujos......	1,602	75	17 — 2 —
Serv. de M. Marchant.	1,999	75	13 — 16 —
Serv. de M. Arthaud..	1,555	75	17 — 14 —
Serv. de M. Chaumet..	821	75	33 — 8 —
Serv. de M. Puydebat.	1,168	75	23 — 10 —
Serv. de M. Bermond.	1,649	75	17 — 12 —

Quelles conclusions tirer de ces colonnes de chiffres?

On en conclura, 1º que le mouvement du service des salles 14 et 4 a été plus grand que dans les quatre autres services de médecine, soit respectivement à chacun d'eux, soit proportionnellement aux quatre réunis, puisqu'il est entré, pendant tout l'exercice de l'année 1847, dans les salles 14 et 4, 1,999 malades, et dans les autres 6,633, — soit 1,658 1/2 malades en moyenne pour chaque service;

2º Que la mortalité proportionnelle a été moindre dans mon service que dans les autres pris ensemble, ainsi que le démontrent les chiffres suivants, et que, si elle a été légèrement supérieure relativement au service des salles 16 et 7, cela tient à des causes que nous indiquerons plus loin et que tout le monde pourra apprécier.

Dans les quatre services, il est entré 6,634 malades; il y a eu 498 morts. — Moyenne de chaque service, 1,658 1/2 malades, 124 1/2 morts.

Dans le cinquième service, il est entré 1,999 malades ; il y a eu 149 morts. — Dans les proportions ci-dessus, le cinquième service aurait dû avoir 150 morts.

PREUVE.

Morts 124 1/2 sur 1,658 1/2 malades de la moyenne des 4 services.
— 25 1/2 sur 340 1/2 malades en plus de la moyenne des 4 services.
_____
150   1,999

Il résulte des proportions établies, que le cinquième service a un mort de moins que les autres quatre services.

Quelque minime donc ou même insignifiant que soit cet avantage, il était utile de le publier et d'en fournir la preuve à l'administration. Peu apte, en effet, à apprécier les résultats cliniques qui s'obtiennent dans les divers services de l'hôpital, la commission administrative se trouvait amenée à l'indispensable nécessité de connaître les miens, et cela à raison de la position tout exceptionnelle où je me trouve à son égard par suite de la publication d'un pamphlet indigne de fixer son attention, et sur lequel je reviendrai nécessairement plus bas, moins pour la blâmer de l'avoir pris au sérieux et d'en avoir fait la base d'une suspicion contre mon service, que pour lui faire voir qu'elle a été égarée par des allégations purement gratuites, formulées avec une grande légèreté et une complète ignorance des faits qu'il met en question (1).

Cet avantage sur les autres services a été encore plus évident dans les résultats obtenus pendant les quatre premiers mois de cette année 1848 : — sur 2,179 malades entrés dans les dix salles de médecine, tant hommes que femmes, il en est mort 259.

Sur ces deux nombres, mon chiffre d'entrants est de 528, et celui des décès est de 40.

Le chiffre des quatre autres services est de 1,651 entrants,

_____

(1) Ce pamphlet anonyme a été publié dans le *Journal de Médecine de Bordeaux,* dans le cahier de janvier 1848, dont il a été fait, dit-on, une distribution extraordinaire.

soit en moyenne 412 1/3 pour chaque service ; et le chiffre des décès est de 219 , soit 55 morts en moyenne pour chaque (1).

Si la commission administrative est frappée de la grande différence qui établit en ma faveur un résultat si important , elle peut d'ors et déjà apprécier par cet état numérique la portée de la thérapeutique pratiquée dans mon service , et se prononcer entre les allégations d'un pamphlet et les chiffres que je place sous ses yeux.

Mais poursuivons. Il est un troisième résultat qui , pris au point de vue économique, échappera encore moins à l'administration : c'est celui que présente le tableau relatif aux moyennes de séjour des malades dans l'hôpital. La moyenne dans tout le service médical est (voir ci-contre le dernier tableau) de quinze jours vingt heures; celle du service des salles 14 et 4 n'est que de treize jours seize heures ; tandis que pour le service de clinique, par exemple, la moyenne de séjour dépasse la moyenne ordinaire de deux jours : elle est de dix-sept jours. — Celle-ci est donc presque d'un quart plus onéreuse que celle de mes salles , qui reste respectivement encore la moins pesante de toutes , sans exception même des salles de chirurgie.

L'administration , surprise par un résultat auquel elle ne s'attendait pas , reviendra , je l'espère , des préventions qu'on lui a suscitées au préjudice de ma pratique , et elle est trop juste pour ne pas applaudir et encourager ce qu'elle était , sans doute , disposée à blâmer.

Cette moindre durée de séjour dans l'hôpital constitue une véritable économie, et on ne peut se refuser à l'admettre ; il faut donc l'attribuer à la direction de mon service et à mes tendances thérapeutiques ; car à quelle autre circonstance pourrait-on l'imputer ?

Il est une autre économie aussi réelle , qui se déduit de la nature, de la forme et de la quantité des médicaments dont je fais usage. — Mon service est , en effet , exclusif des doses massives ; au lieu de prescrire, comme on le fait en allopathie, les remè-

---

(1) Ces divers états numériques ont été relevés par M. Dupuy, élève interne de l'hôpital, d'une grande espérance.

dés par grains, par gros, par once et même par livre, combinés ou non combinés entre eux, soit à l'état liquide ou solide, je me contente de les ordonner en teinture, sans mélange et par gouttes, et la dose ne va jamais au-delà de trois gouttes. Et c'est seulement par exception, et parce que je n'ai pas la faculté de mieux faire, que j'ai recours aux préparations ordinaires de la pharmacie, en conservant toujours, dans ce cas, à mes prescriptions l'unité d'action thérapeutique. Dans cet ordre de choses, on conçoit déjà que la dépense des médicaments doit beaucoup diminuer. Par exemple, et pour ne parler que du quinquina et de ses dérivés dont on fait un si grand usage, il est probable que mon service n'absorbe pas la centième partie de celui qui se consomme dans l'hôpital. — J'y supplée avec avantage pour le malade par de simples teintures dont la valeur intrinsèque est presque nulle ; car que peut coûter une ou deux gouttes de teinture de quina, d'aconit, de noix vomique, de bryone, d'arsenic, d'ipécacuanha, etc., répétées sept à huit fois au plus pour la guérison d'une fièvre intermittente ? Qui en fera l'estimation toute précise ? A quoi équivaudra-t-elle ? à cinq centimes au plus... Et d'autre part, tout le monde sait ce que peut coûter, même à l'hôpital, la potion la plus simple de sulfate de quinine. Répétée plusieurs jours de suite, il en résulte une dépense hors de toute proportion avec ce qui se fait dans mes salles. Qu'est-ce donc quand cette potion est compliquée, quand elle est accompagnée d'autres remèdes destinés à venir en aide à l'action du remède principal ?

Cet avantage est sans doute important comme résultat économique ; il l'est bien autrement au point de vue thérapeutique. Mais le moment n'est pas encore venu d'exposer les motifs qui militent en faveur de la méthode adoptée dans mes salles depuis plus d'un an. Quand il en sera temps, on verra par les faits combien elle est avantageuse, soit pour les indications à remplir dans le cas flagrant de maladie, soit pour l'avenir de la santé des malades. — Par elle, jamais d'action toxique ; par la méthode ordinaire (celle qui n'admet que le quinquina pour combattre les fièvres intermittentes), tôt ou tard altération et désorganisation des tissus, c'est-à-dire, après l'abus empirique du

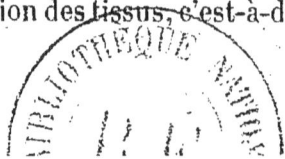

spécifique, effet toxique et affections consécutives incurables qui ramènent à l'hôpital les malades pour y mourir d'hydropisie, d'engorgement chronique des organes abdominaux, etc.

Ce qui vient d'être dit au sujet du *quinquina* peut s'appliquer aussi à tous les autres médicaments d'un usage interne, mais, sous aucun rapport, ils n'ont une pareille importance.

On peut faire les mêmes remarques à l'égard des remèdes externes, des sangsues, par exemple.— Ces animaux sont l'objet d'une forte dépense, et l'administration en a tellement jugé ainsi, que, dans le but d'obtenir une économie, elle n'a pas hésité à établir dernièrement, à grands frais, un réservoir où ces annélides peuvent se régénérer et se conserver après s'être dégorgées. — Cette dépense est en pure perte pour mon service ; depuis plus d'un an, je n'ai pas prescrit une seule application de sangsues.

L'administration sait, du reste, que généralement je n'emploie que très-peu de médicaments externes, si ce n'est les bains. Mais les cataplasmes, les vésicatoires, les liniments, les ventouses ne figurent dans ma pratique que comme moyens accessoires et subordonnés au remède principal ; les sétons, les cautères, les moxas en sont pour ainsi dire proscrits : on n'en a pas fait usage une seule fois. — Elle sait aussi qu'en fait de remèdes internes, je n'ai jamais recours à ces agents thérapeutiques que l'allopathie désigne sous le nom d'*évacuants*. En opérant des pertes d'humeurs considérables, ils altèrent, d'une part, les conditions hygiéniques des salles ; d'autre part, ils diminuent et pervertissent profondément les forces vitales, et préparent les malades à de longues et quelquefois d'interminables convalescences. La sévère et classique diète est exclue de mon service comme règle générale et invariable. Elle y est subordonnée aux seuls instincts de la nature. Les malades qui peuvent manger mangent, mais dans la mesure de leur besoin, sauf les cas exceptionnels. C'est à cela qu'il faut rapporter, sans le moindre doute, une partie du secret du court séjour que font les malades dans les salles 14 et 4. — Ils n'en sortent pas exténués par les saignées, par les pertes d'humeurs et la diète.

La simplicité de cette thérapeutique donne l'explication naturelle des avantages qu'il en résulte pour mon service, et que l'on peut résumer par :

1° Un mouvement plus considérable de malades;

2° Une mortalité proportionnellement moindre;

3° Un plus court séjour dans l'hôpital;

4° Une économie considérable sur les médicaments.

Réduit à remplir des indications homœopathiques avec des remèdes qui ne le sont pas, je suis encore bien loin d'obtenir, dans l'hôpital, les résultats que j'obtiens en ville. Car, on serait dans une étrange erreur si l'on croyait que je pratique l'homœopathie dans les salles de Saint-André : que ceux qui l'ignorent l'apprennent. L'application de la doctrine des semblables n'est praticable qu'avec des remèdes dynamisés, c'est-à-dire, avec des médicaments dont on a déjà développé la vertu ou force spécifique par des moyens convenables. Or, la pharmacie de l'hôpital ne fournit pas de médicaments ainsi préparés; j'ai recours aux seules teintures; sous cette forme, la puissance curative y est un peu moins esclave que dans l'état brut. Quelques-unes même de ces teintures ont été faites, sur ma demande, par le pharmacien de la maison.

Après cela, je pourrais me dispenser de parler du pamphlet qui a été, pour la commission administrative, l'objet de préoccupations *sérieuses;* mais, comme il me paraît que sa religion s'est laissé prendre à des allégations purement gratuites, je dois lui donner satisfaction, et l'édifier sur des faits tout à fait controuvés. Il me suffira de les énumérer pour détruire une impression qui, certes, n'avait rien de flatteur pour celui qui croyait avoir bien mérité de l'administration par la manière dont il avait entendu et rempli son devoir; elle voudra bien revenir alors d'une disposition d'esprit qui lui faisait préférer, aux actes journaliers d'un chef de service qu'elle a investi de sa confiance, les paroles étourdies et aveugles d'un anonyme.

1° Le pamphlet loue la commission administrative des hospices d'avoir pris *la sage résolution de défendre à la doctrine des infiniment petits de pénétrer en aucune sorte dans ce bel asile des maladies.* — C'est une assertion fort imprudente, en admettant même qu'elle fût absolument vraie, parce qu'elle suppose que l'administration ne connaît pas les limites de son pouvoir. Son action n'est nullement scientifique; elle ne peut donc être restrictive des méthodes curatives. Prétendre le contraire, c'est vouloir la mettre en faute.

2° « Nous avons voulu juger par nos yeux », dit le pamphlet. Pour juger, il faut connaître; or, le pamphlet ne sait pas le premier mot de l'homœopathie. Hahnemann a mis cinquante ans à créer la science médicale, la vraie médecine; il se trouve un homme, qui, de propos délibéré, s'avise de la juger sur ce qui se pratique à l'hôpital Saint-André. Mais, je vous l'ai déjà dit, on ne fait pas de l'homœopathie à l'hôpital Saint-André. Qu'avez-vous donc jugé? Sachez, encore une fois pour toutes, que cette application n'est praticable qu'avec des remèdes homœopathiques. Tant que vous n'aurez pas cette conviction, vous prétendrez en vain connaître la doctrine des semblables.

3° Oui, je maintiens que les souffrances par suite de fatigues, d'efforts, de contusions, de contre-coups se guérissent promptement et facilement, soit avec la teinture d'*aconit*, soit avec celle d'*arnica*, ou celle de *rhus toxicodendron*, et tels autres remèdes, selon la prédominance et l'ensemble des symptômes, administrés par goutte. Soutenir le contraire, c'est avouer qu'on ignore l'action vraie et pure des remèdes.

4° Je maintiens que j'ai guéri plusieurs rhumatismes par l'*aconit*, par la *bryone*, et plus souvent par des bains sulfureux ou les bains de vapeur; que la plupart des diarrhées ont cédé à une ou deux gouttes de *mercure*, répétées deux et trois jours de suite; que la *pulsatille* en teinture tarit après deux ou trois jours le lait des nouvelles accouchées.

5° Quant aux fièvres intermittentes, le plus grand nombre cessent par l'emploi alterné de la *noix vomique* et de l'*aconit*; quelques-unes réclament l'emploi de la *bryone* ou de la *pulsatille*; beaucoup d'autres, qui sont récidivaires après l'usage et l'abus du *quinquina*, disparaissent par l'emploi de l'*ipecacuanha*, de l'*arsenic* ou de l'*arnica*, selon la prédominance et le tableau des symptômes. Mes notes sont remplies de détails circonstanciés à cet égard.

J'avoue que, dans quelques cas, j'ai recours aux doses allopathiques du *quinquina;* c'est lorsque je sens que mon expérience est insuffisante pour faire différemment, ou soit que les teintures que j'emploie n'ont pas assez de vertu dynamique. Mais alors, lorsque la fièvre a cédé à l'effet brutal d'une dose massive, je ne néglige jamais de donner l'un des antidotes du *quinquina*, et le plus actif et le plus puissant de tous, l'*ipecacuanha*.

6° Dans les affections caractérisées par la fièvre et les turgescences vasculaires, je n'hésite pas à administrer l'*aconit* : telles sont les fièvres inflammatoires simples ou bilieuses, telles sont les inflammations essentiellement parenchymateuses. — A ce sujet, le pamphlet fait mention et grand bruit d'une femme couchée au n° 7, salle 4. Il loue fort la conduite du chirurgien chef interne, qui, s'étant aperçu la veille que la maladie prenait une certaine allure inflammatoire et s'était déjà attaquée aux poumons, puisque *la respiration est haute et pénible, la fièvre intense, l'expectoration difficile, et les crachats jus de pruneaux, avec douleur vive au côté,* avait fait faire d'abord une saignée ; plus tard, avec l'aggravation des symptômes, avait prescrit des sangsues, des ventouses scarifiées, un vésicatoire et la potion de Rasori. — Je n'ai pu, pour mon compte, applaudir à cette médication. La malade était entrée pour la seconde ou troisième fois pour une suppression de règles chronique, accompagnée d'une toux assez opiniâtre qui, après avoir cédé un peu, s'était exaspérée un moment, et où, à demi-bien, je comptais lui donner sa sortie. Rien alors n'autorisait en aucune façon, selon moi, l'emploi des moyens prescrits par M. le chef interne. — Cette malade succomba très-peu de jours après dans la plus cruelle agonie. L'autopsie en fut faite, et l'on trouva dans le poumon gauche, entre autres désordres organiques, une caverne à loger le poing. — Je n'étais donc pas si blâmable de désapprouver la médication allopathique qui était intervenue si résolument.

7° Je n'ai pas à suivre le pamphlet dans tous ses non-sens, dans ses imputations passionnées et aveugles, et dans la fausse appréciation des faits qu'il croit avoir si bien saisis. La commis-

sion administrative peut, d'après ce qui précède, apprécier le
degré d'importance que mérite un écrit si peu digne de figurer
dans un recueil scientifique, et de fixer l'attention d'hommes
sérieux et de médecins qui ont appris à douter pour mieux sentir
la vérité sous toutes ses formes. — Cependant, je ne peux passer sous silence une allégation qui est complètement inexacte,
pour ne pas dire davantage. Le pamphlet dit : « Heureusement,
très-peu de maladies graves occupent les salles de M. Marchant;
la plupart sont des vieillards ou des *reposeurs*, qui viennent là
se mettre à l'abri du froid et de la misère. » Tous ceux qui ont
lu cette phrase, et surtout les élèves internes de l'hôpital qui
sont chargés à tour de rôle de distribuer les malades dans les
salles selon un mode déterminé par le règlement, ont été éton-
nés et affligés qu'on ait pu avancer, avec tant d'assurance, une
assertion aussi peu conforme à ce qui se fait tous les jours. Non
seulement les salles 14 et 4 ne sont pas favorisées de la façon dont
l'entend le bienveillant pamphlétaire, mais il y a mieux : ces deux
salles sont, au contraire, desservies par leur situation au rez-
de-chaussée. Comparées aux salles du premier étage, à celles
de la clinique, par exemple, elles ont une véritable infériorité
hygiénique. En effet :

Les salles 14 et 4 sont carrelées, et au niveau du sol, sinon
plus bas; elles sont par conséquent un peu humides. La salle
14, surtout, a cela de particulier qu'elle est la seule dont la porte
d'entrée ne soit pas en regard de la grande cour si bien aérée ;
elle donne sur la petite cour, qui est complantée d'arbres, et dans
laquelle le soleil ne donne jamais en hiver, et devant la porte de
laquelle s'établit le conflit de deux courants d'air qui viennent
de la grande et de la petite cour : conditions hygiéniques défavorables.

Les salles de clinique, placées au premier, sont planchéiées et
s'ouvrent sur la grande cour : conditions hygiéniques favorables.

Les salles 14 et 4, par leur situation, sont exposées à recevoir quelques reposeurs, si vous voulez, mais aussi les moribonds, les agonisants, et les vieillards tout à fait impotents qui
viennent finir leur carrière à l'hôpital; et cela, parce que ces

pauvres malades ne pourraient être hissés dans une chaise à porteurs au premier étage. — Dans le courant de l'année 1847, j'ai dû mettre au nombre des morts *sept* malades agonisants qui avaient été reçus entre deux visites, et qui, par conséquent, n'avaient pu recevoir mes soins. En outre, il est décédé *dix* malades fort gravement atteints, puisqu'ils ont succombé entre deux et quatre jours ; plus, *trente-cinq* vieillards qui étaient frappés de misère et d'affections tout à fait irrémédiables, et trop impotents pour monter de leurs pieds au premier étage. Il est donc faux de dire que les salles 14 et 4 ne reçoivent que des reposeurs. — Les *reposeurs* sont répartis également dans tous les services. — Voilà la règle, et l'on s'y conforme.

Les salles de clinique sont mieux partagées ; elles ne reçoivent jamais de ces sortes de malades, par une raison toute simple : c'est que, les chaises à porteurs ne pouvant circuler dans les escaliers, on doit renoncer à diriger des moribonds, des agonisants et des infirmes sur ces salles.

Ainsi, d'une part, conditions hygiéniques défavorables et situation des lieux aggravante pour les salles 14 et 4, et, cependant, plus grand nombre de malades, moindre mortalité et moindre séjour.

D'autre part, conditions hygiéniques favorables, situation des lieux atténuante, pour les salles de clinique (service modèle), et, cependant, moindre concours, mortalité supérieure et plus long séjour.

Que la commission administrative compare et juge.

Il est encore une autre circonstance fort grave, qui intéresse la hiérarchie des fonctions dans l'accomplissement des devoirs de chacun. Le pamphlet dit que M. le chef interne, sur l'invitation des sœurs, intervient dans le service pour *les accidents plus graves.* Si cela était aussi habituel qu'on semble le dire, ce serait, en effet, très-déplorable. Ici encore, le pamphlétaire exagère sans aucune retenue. Toutefois, je dois dire que M. le chef interne m'a paru outre-passer quelquefois ses devoirs par un excès de zèle ; et si je n'approuve pas toujours sa manière d'intervenir dans un traitement commencé par moi, je crois qu'il n'a, dans aucun cas, eu l'intention de réparer mes fautes : il pourrait au contraire les aggraver, ne connaissant pas la portée de ma médication , et prendre une augmentation salutaire des symptômes par le remède , pour un plus grand développement naturel de la maladie.—Si par impossible, ce que je ne peux croire, le pamphlet avait raison, et qu'en effet mes prescriptions, en dehors des cas dits d'urgence , ne fussent pas religieusement remplies et qu'on leur en substituât d'autres , ce serait alors un acte inqualifiable, dont l'administration devrait se formaliser dans l'intérêt des droits hiérarchiques du service. — Dans les affections qui semblent l'indiquer , le chef interne admet la saignée comme règle générale et fondamentale, et je ne l'admets que comme une exception très-exiguë. L'expérience lui apprendra plus tard , comme elle l'a appris à bien d'autres , ce qu'elle m'a enseigné après vingt-cinq ans de pratique. Et puis , il est une série d'idées et de faits, en médecine, qui nous déterminent presque toujours , à notre insu, pour telle méthode thérapeutique plutôt que pour telle autre. L'anatomie et la chirurgie ont fait verser inutilement et fatalement plus de sang que ne le supposent ceux qui font passer l'organisme avant la force vitale. On est esclave de ses idées encore plus que de ses habitudes. Cela tient à une certaine paresse intellectuelle à laquelle on ne sait pas se soustraire, et qui nous donne une foi aveugle en ce que nous croyons savoir.

Mais, laissant là le pamphlet, et plaignant le pamphlétaire de son mauvais esprit et de ses préjugés scientifiques , je vais terminer ce rapport par l'énumération pure et simple de quelques cas isolés de médecine pratique, extraits de mes notes, dont le traitement a été fait et la guérison obtenue à l'aide de teintures ou solutions très-étendues.

Salle des femmes.

Angines , fièvres éruptives , rougeoles , varioles : — Aconit , belladonne , mercure , soufre.
Nausées et vomissements : — Ipécacuanha , arsenic , bryone.
Erysipèles de la face : — Belladonne , rhus toxicodendron.
Ulcère scrophuleux au pied, venu d'une salle de chirurgie : —

Eau de chaux en lotion ; à l'intérieur, une cuillerée à café étendue dans 100 grammes d'eau.

Suites de couches : — Pulsatille. Elle a réussi plus promptement en teinture qu'en extrait.

Ophtalmies scrophuleuses : — Belladonne, mercure.

Suppression de règles par suite de peur : — Guérison par une goutte d'aconit, prouvée par le retour des menstrues en 24 heures.

Métrorragie : — Belladonne.

Affection pustuleuse de la peau, sept mois de grossesse, pertes rouges coïncidentes : — Seigle ergoté.

Souffrances asthmatiques, avec crachats striés de sang : — Tartre émétique.

Pleuro-pneumonies avec crachement de sang : — Tartre émétique, dose Rasorienne, comme spécifique.

Affection spasmodique de la mâchoire inférieure : — Guérison par la noix vomique en 24 heures. La même malade était restée, quelque temps auparavant, un mois dans la salle de clinique.

Salle des hommes.

Erysipèle : — Belladonne, rhus toxicodendron.

Fièvres typhoïdes : — Bryone, rhus toxicodendron, mercure, soufre.

Rhumatismes aigus : — Aconit, soufre, souvent bains sulfureux et bains de vapeur.

Diarrhées et dyssenteries : — Mercure soluble, et quelquefois sublimé corrosif, souvent ipécacuanha.

Pissement nocturne : — Soufre.

Tympanites (par suite d'abus de quinquina) : — Ipécacuanha et arnica.

Héméralopie : — Belladonne, guérison en 24 heures.

Turgescence vasculaire : — Aconit.

Petite vérole confluente : — Aconit, belladonne, soufre.

Entéro-rectite, avec tenesme et perte de sang : — Mercure soluble.

Fièvres intermittentes de divers types : — Aconit et noix vomique alternés.

Autres fièvres intermittentes , guéries par les antidotes du quinquina.

Affections catarrhales, grippes : — Aconit, bryone, noix vomique.

Gonite à gauche, gonflement douloureux et tendu : — Eau de chaux, une cuillerée pour 100 grammes d'eau ; guéri en cinq jours. Il avait passé précédemment un mois à la clinique ; il en était sorti non guéri, seulement amélioré.

D'après les faits qui précèdent, je croirais manquer à mon devoir si je n'adressais pas, pour la seconde fois, à la commission administrative des hospices la demande que je lui fis en entrant en fonctions au titre de médecin ordinaire (1). En ne le faisant pas, j'abdiquerais mon droit, et je ferais injure à des administrateurs que de supposer qu'ils méconnaissent, eux aussi, leurs devoirs en créant des obstacles au progrès de la pratique médicale. S'ils ont accordé dernièrement au service chirurgical, qui réclamait au nom de l'humanité souffrante plusieurs appareils d'éthérisation, alors que l'expérience de l'inhalation de l'éther ne s'était pas, plus qu'aujourd'hui, prononcée d'une manière complètement satisfaisante, pourquoi admettrait-on qu'ils ne voudraient pas d'un progrès par des moyens qui n'ont en soi rien de dangereux, et qui peuvent être si avantageux ? En présence des résultats qui sont placés sous leurs yeux, et dont ils peuvent acquérir la certitude par eux-mêmes , je n'hésite pas à leur demander, au nom de l'humanité et de la loi du progrès , qu'ils mettent à la disposition du service médical une *boîte de médi-*

(1) L'administration se montra assez bienveillante dans cette occasion. Elle témoigna de son désir de favoriser l'entrée à l'homœopathie dans la pratique de l'hôpital. Elle y avait consenti, car elle avait pris une délibération qui l'admettait dans certains cas, mais avec le concours de deux médecins de la maison ; elle y avait mis cette condition. Tous les chefs de service ayant été convoqués à cet effet, l'homœopathie fut condamnée par eux comme nulle et absurde, et à l'unanimité. L'un d'eux, le professeur de clinique externe, n'ayant pu assister à la réunion, chargea un de ses collègues de dire qu'il se rangeait d'avance à l'opinion de la majorité.

caments homœopathiques. J'ai la confiance qu'en cette circonstance, ils ne prendront conseil que de leur sagesse et de leurs lumières. S'ils avaient besoin d'un exemple pour les engager à entrer dans une nouvelle voie d'améliorations, ils s'inspireraient du document suivant, relatif à une situation en tous points analogue à la mienne, et que je reproduis ici avec la conviction qu'il peut servir la cause que je soutiens, et qui doit finir par triompher (1).

Lettre des administrateurs de l'hôpital de Thoissey (Ain) au rédacteur du journal, etc.

« Monsieur le rédacteur,

» Nous avons lu le numéro de votre journal du 11 novembre dernier, dans lequel a été inséré un article signé de M. Carteron, médecin à Mâcon, intitulé : *Réponse à M. G...., médecin soi-disant homœopathe.*

» M. Gastier, auquel s'adresse cette réponse, est médecin de l'hôpital de Thoissey, que nous avons l'honneur d'administrer, et nous n'avons pas été médiocrement surpris de nous voir en scène dans cet écrit.

» Désabusés des *sornettes* de M. Gastier, s'il faut en croire M. Carteron, *nous lui avons interdit* de pratiquer telle méthode curative dans notre hôpital ; à quoi M. Gastier aurait répondu : « Puisque vous m'interdisez Hahnemann, je vais suivre Hippocrate. »

» Les administrateurs des hospices ont été établis pour régir les biens et les revenus de ces établissements, pour veiller à leur bonne tenue, et à ce que chaque personne qui y est employée fasse exactement son service, mais non pour diriger les médecins dans la pratique de leur art, auquel les administrateurs sont complètement étrangers par leurs études.

» Il serait donc tout au moins fort ridicule de notre part que nous nous fussions permis d'interdire au médecin de notre hôpital un moyen pratique quelconque de l'art de guérir, qu'il croit bon et juge à propos d'employer.

» La médecine est un art libéral et, en même temps, parfaitement libre dans son application. Jamais, et c'est ce qui prouve la considération dont il a joui, jamais, dans aucun temps, dans aucun pays, sous aucun régime, les pouvoirs publics les plus absolus ne se sont avisés d'interdire ou de prescrire aux médecins tel ou tel mode de traitement, et de prononcer entre telle ou telle des doctrines médi-

(1) Nous sommes informé qu'un professeur, agrégé de la faculté de médecine de Paris, fait dans ce moment l'application de l'homœopathie dans l'une des salles de l'Hôtel-Dieu, et que des médicaments sont mis à sa disposition par l'administration des hospices.

cales opposées entre elles, que l'on a vues se succéder ou régner simultanément, se disputant la confiance publique.

» Personne n'ignore cependant que, lorsque Hippocrate avait dit *oui*, Galien disait *non*. Entre les doctrines de ces deux hommes célèbres, de quel côté sont les *sornettes* (pour nous servir d'une expression fournie par M. Carteron)? Voilà une question qui, avant toute autre semblable, méritait la priorité dans un congrès médical, ne fût-ce que parce qu'elle attend une solution depuis plus de vingt siècles.

» Tant qu'elle ne sera pas vidée, il s'en présentera de pareilles, et l'on fera bien de ne pas en entretenir les congrès médicaux, leur discussion publique ne pouvant que mettre au grand jour le vague et l'incertitude de tant de principes divers, et jeter le discrédit sur une profession honorable, qui a besoin, avant tout, de confiance pour le bien qu'elle est appelée à faire.

» En démentant formellement le fait que, par une erreur impossible à expliquer, M. Carteron a avancé dans son écrit, nous déclarons que, lors même que nous eussions eu le droit qu'il suppose, nous n'aurions été nullement disposés à en user. Nos registres attestent, en effet, que, depuis l'entrée en fonctions de M. Gastier, le nombre des décès, relativement au nombre des malades admis à l'hospice, a été moindre qu'auparavant; que les dépenses en remèdes, en frais de pharmacie, ont été presque nulles, et que le service, devenu plus simple, plus facile, a été sensiblement allégé.

» Votre impartialité, Monsieur le rédacteur, nous dispense de vous rappeler nos droits à l'insertion de cette réclamation, et nous osons y compter.

» Veuillez agréer, etc.

» *Les administrateurs de l'hospice de Thoissey :*

Magat, maire, président de la commission administrative; Challand, adjoint; Lorin, membre du conseil général; Ducrest, curé; Billioud aîné; Aillaud.

» Thoissey, 2 janvier 1846. »

Cette noble réclamation, qui honore tout à la fois ceux qui l'ont signée et le médecin qui en est l'objet, dispense de toute réflexion et de tout commentaire. Il nous suffit de remarquer qu'elle consacre en médecine la première de toutes les libertés, la liberté de conscience, qui est de ce temps ou jamais.

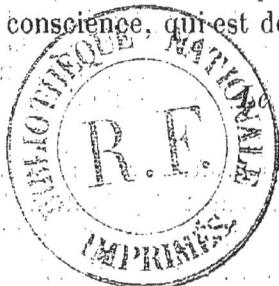

Le Chef de service,

Le Dr L. MARCHANT.